Hallo Leute, ihr müsst über die ketogene Diät Bescheid wissen, ob ihr anfangen wollt oder es schon lange erfolgreich macht, ich werde euch die Fakten geben. Ich gebe dir die Literatur und zerlege alles.

Was ist nun die ketogene Diät? Jetzt ist die ketogene Diät ein nachhaltiger, angenehmer, fettreicher, proteinarmer, kohlenhydratarmer Lebensstil, ganz ehrlich, der auf evolutionärer Logik und strenger wissenschaftlicher Literatur basiert. Es gibt so viel Wissenschaft, die die ketogene Ernährung unterstützt. Ich denke, wir sind in einer wirklich guten Verfassung, wenn wir uns die allgemeinen gesundheitlichen Auswirkungen und die Auswirkungen auf unsere Körperzusammensetzung und eine Vielzahl anderer Dinge ansehen. Aber bevor ich mich speziell mit der Diät befasse, müssen wir darüber sprechen, worum es bei der ketogenen Diät geht, wie bei Ketonen, okay, denn bei der ketogenen Diät geht es nur um die Erzeugung von Ketonen. Ketone sind Beta-Hydroxybutyrat und Acetoacetat und Aceton. Jetzt denkst du, es wird weit in das Kaninchenloch der Wissenschaft gehen, ich werde nicht einmal auf diese Ketonkörper näher eingehen. Ich möchte nur erklären, dass dies die Ketone sind, die der Körper erzeugt. Ketone sind im Grunde ein vierter Makronährstoff. Okay, unsere Makronährstoffe, die wir kennen, sind Proteine, Fette und Kohlenhydrate. Aber Ketone sind eine Art wundersamer vierter Makronährstoff. Obwohl wir es in der Natur nicht finden, erzeugt unsere Leber es, unsere Leber erzeugt diesen ganzen separaten Makronährstoff, der im Körper anders behandelt wird als Proteine, Fette oder Kohlenhydrate. Wir werden also zusammenfassen, warum diese Ketone fantastisch sind und warum Sie sie brauchen und warum Sie bei der Ketodiät so viel Gewicht verlieren. Obwohl wir es in der Natur nicht finden, erzeugt unsere Leber es, unsere Leber erzeugt diesen ganzen separaten Makronährstoff, der im Körper anders behandelt wird als Proteine, Fette oder Kohlenhydrate. Wir werden also zusammenfassen, warum diese Ketone fantastisch sind und warum Sie sie brauchen und warum Sie bei der Ketodiät so viel Gewicht verlieren. Obwohl wir es in der Natur nicht finden, erzeugt unsere Leber es, unsere Leber erzeugt diesen ganzen separaten Makronährstoff, der im Körper anders behandelt wird als Proteine, Fette oder

Kohlenhydrate. Wir werden also zusammenfassen, warum diese Ketone fantastisch sind und warum Sie sie brauchen und warum Sie bei der Ketodiät so viel Gewicht verlieren.

Okay, lass uns weitermachen und es aufschlüsseln. Warum brauchen wir Ketone? Zum Beispiel, warum erschafft unser Körper sie überhaupt? Scheint, als ob es nicht nur zur Gewichtsreduktion dient, oder?

Sehen Sie, es kommt auf die Tatsache an, dass unser Gehirn so viel Energie aus unserem Körper bezieht, dass wir nicht erkennen, dass dieses kleine zwei bis drei Pfund schwere Gehirn in unserem Kopf etwa 25% unseres täglichen Energiebedarfs verbraucht. Das ist viel Energie. Und das Verrückte ist, dass die Leute das nicht merken, aber das Gehirn läuft tatsächlich hauptsächlich mit Glukose, okay.

Das bedeutet also, dass wenn wir uns in Hungerperioden befinden oder wenn wir aus evolutionären Gründen aus irgendeinem Grund keine Kohlenhydrate haben können, dies die ganze Zeit passieren würde, dies bedeuten würde, dass der Körper anfangen müsste zu brechen unsere Proteine in unseren Muskeln und in unseren Gelenken abbauen, um Glukose zu erzeugen, die unser anspruchsvolles Gehirn antreibt. Zeigen Sie mir jetzt die Logik, dass dies ein effizienter Prozess ist. Warum sollte unser Körper sein gesamtes Gewebe opfern wollen, nur um das Gehirn zu befeuern? s wo Ketone hereinkommen. Der Körper hat also einen Mechanismus, in dem steht: Oh, wenn es keine Kohlenhydrate gibt und wir die Brennstoffquelle auf Ketone umstellen, beginnt die Leber Ketone zu bilden, die das

Gehirn befeuern und den Körper perfekt befeuern , wenn nicht besser als Glukose. So kommt das alles ins Spiel. Es ist einfach eine evolutionär logische Sache. Es hat aber auch mehr mit einer verbesserten Stoffwechselgesundheit zu tun. Deshalb sind Ketone so wichtig und wir haben sie tatsächlich. Aber wie lassen uns diese Ketone tatsächlich abnehmen? Wie wirken sie sich dort auf uns aus? Zum einen zwingt uns schon die ketogene Ernährung dazu, Fette als Treibstoff zu verwenden. Okay, wir haben immer diese Barriere zwischen uns, genau wie bei Kohlenhydraten. Wenn unser Körper lernt, wie man mit Fetten umgeht, weil wir Bei einer ketogenen Diät beginnen die Zellgewebe tatsächlich, dieses Fett für Kraftstoff zu metabolisieren, was es uns ermöglicht, sehr mager zu bleiben, weil das Fett, das sich in unserem Körper befindet, zu einer eifrigen Kraftstoffquelle wird, oder? Die andere Sache ist, dass es Insulin senkt. Insulin ist ein fettspeicherndes Hormon. Trotz der Aussagen einiger Leute ist Insulin das absorbierende Hormon. Und wenn Insulin reich im Blut ist oder sogar aktiviert wird, werden wir speichern. Wenn also das Insulin niedrig ist, weil wir uns ketogen ernähren, sind wir an einem guten Ort. Und es ist viel weniger wahrscheinlich, dass wir Fett speichern, selbst wenn wir es zu diesem Zeitpunkt nicht aktiv verbrennen. Insulin ist ein fettspeicherndes Hormon, obwohl einige Leute sagen werden, dass Insulin das absorbierende Hormon ist. Und wenn Insulin reich im Blut ist oder sogar aktiviert wird, werden wir speichern. Wenn also das Insulin niedrig ist, weil wir uns ketogen ernähren, sind wir an einem guten

Ort. Und es ist viel weniger wahrscheinlich, dass wir Fett speichern, selbst wenn wir es zu diesem Zeitpunkt nicht aktiv verbrennen. Insulin ist ein fettspeicherndes Hormon. Trotz der Aussagen einiger Leute ist Insulin das absorbierende Hormon. Und wenn Insulin reich im Blut ist oder sogar aktiviert wird, werden wir speichern. Wenn also das Insulin niedrig ist, weil wir uns ketogen ernähren, sind wir an einem guten Ort. Und es ist viel weniger wahrscheinlich, dass wir Fett speichern, selbst wenn wir es zu diesem Zeitpunkt nicht aktiv verbrennen.

Lassen Sie uns dies mit einigen Nachforschungen untermauern, denn so rolle ich nur. Es gibt eine Studie, die in den Zeitschriftengrenzen veröffentlicht wurde, 40 Personen untersuchte und sie entweder auf eine ketogene Diät mit hohem Fettgehalt und niedrigem Kohlenhydratgehalt oder auf eine Diät mit hohem Kohlenhydratgehalt und niedrigem Fettgehalt setzte, okay, und die sie ungefähr 12 Wochen lang maß es wollte ein paar verschiedene Dinge betrachten. Aber im Grunde genommen haben sie die Ketogruppe genommen und gesagt, okay, essen Sie so viel Essen, wie Sie wollen, und sie haben am Ende ungefähr 1500 Kalorien verbraucht, weil die Ketodiät so sättigend ist, also hat die Ketodiätgruppe ungefähr gegessen 1500 Kalorien. Und dann die Gruppe mit hohem Kohlenhydratgehalt, was sie getan haben, war, dass sie Kalorien mit der Ketogruppe abstimmen ließen. So wurden sie mit ungefähr 1500 Kalorien verglichen. Also am Ende des Tages, Es war kalorisch und beide aßen die gleiche Menge an Kalorien. Sie ließen nur die Ketodiät den Weg ebnen. Was sie am Ende dieser Studie gefunden haben, ist nichts weniger als verrückt. Die Keto-Diät-Gruppe, obwohl sie die gleiche Menge an Kalorien wie die andere Gruppe aßen, verlor doppelt so viel Gewicht, okay, nicht nur ein paar Pfund doppelt so viel Gewicht, okay, sie hatten auch Verbesserungen in ihrem gesamten Lipidprofil, sie hatten eine Abnahme ihrer Triglyceridspiegel, viele positive Dinge. Jetzt werde ich sagen, dass ihre LDL gestiegen ist. Das ist aber nicht immer schlecht. Da das LDL mit sehr kleinen Partikeln das schlechte LDL ist, gab es eine Abnahme. Sie hatten also tatsächlich eine Verbesserung, ihr gesamtes Lipidprofil. Das ist eine coole Studie. Aber dort' Es gibt einige neue Harvard-Forschungen, die mich beim Lesen absolut umgehauen haben. Das sind einige neue Sachen. Jetzt teile ich es mit Ihnen. Und diese

Art der Verbreitung dieser Informationen. Dabei wurden 162 Personen in drei Gruppen eingeteilt. Und diese drei Gruppen aßen alle 2000 Kalorien, um zu beginnen. Sie hatten eine kohlenhydratreiche, fettarme Gruppe. Sie hatten eine moderate Kohlenhydrat-, moderate Fett-, moderate Proteingruppe, eine Art Standarddiät. Und dann hatten sie eine ketogene kohlenhydratarme Diät, die sie alle wieder mit 2000 Kalorien startete. Und hier ist das Interessante an dieser Studie, okay, sie war nicht nur sehr kontrolliert, sondern anstatt nur zu sehen, wie viel Gewicht sie verlieren würden, wollten sie sehen, ob sich der Stoffwechsel verbessern würde. Also sagten sie, okay, wir möchten, dass Sie Ihr Gewicht bei diesen Diäten 20 Wochen lang halten. Ich teile es mit dir. Und diese Art der Verbreitung dieser Informationen. Dabei wurden 162

Personen in drei Gruppen eingeteilt. Und diese drei Gruppen aßen alle 2000 Kalorien, um zu beginnen. Sie hatten eine kohlenhydratreiche, fettarme Gruppe. Sie hatten eine moderate Kohlenhydrat-, moderate Fett-, moderate Proteingruppe, eine Art Standarddiät. Und dann hatten sie eine ketogene kohlenhydratarme Diät, die sie alle wieder mit 2000 Kalorien startete. Und hier ist das Interessante an dieser Studie, okay, sie war nicht nur sehr kontrolliert, sondern anstatt nur zu sehen, wie viel Gewicht sie verlieren würden, wollten sie sehen, ob sich der Stoffwechsel verbessern würde. Also sagten sie, okay, wir möchten, dass Sie Ihr Gewicht bei diesen Diäten 20 Wochen lang halten. Ich teile es mit dir. Und diese Art der Verbreitung dieser Informationen. Dabei wurden 162 Personen in drei Gruppen eingeteilt. Und diese drei Gruppen aßen alle 2000 Kalorien, um zu beginnen. Sie hatten eine kohlenhydratreiche, fettarme Gruppe. Sie hatten eine moderate Kohlenhydrat-, moderate Fett-, moderate Proteingruppe, eine Art Standarddiät. Und dann hatten sie eine ketogene kohlenhydratarme Diät, die sie alle wieder mit 2000 Kalorien startete. Und hier ist das Interessante an dieser Studie, okay, sie war nicht nur sehr kontrolliert, sondern anstatt nur zu sehen, wie viel Gewicht sie verlieren würden, wollten sie sehen, ob sich der Stoffwechsel verbessern würde. Also sagten sie, okay, wir möchten, dass Sie Ihr Gewicht bei diesen Diäten 20 Wochen lang halten. Und diese drei Gruppen aßen alle 2000 Kalorien, um zu beginnen. Sie hatten eine kohlenhydratreiche, fettarme Gruppe. Sie hatten eine moderate Kohlenhydrat-, moderate

Fett-, moderate Proteingruppe, eine Art Standarddiät. Und dann hatten sie eine ketogene kohlenhydratarme Diät, die sie alle wieder mit 2000 Kalorien startete. Und hier ist das Interessante an dieser Studie, okay, sie war nicht nur sehr kontrolliert, sondern anstatt nur zu sehen, wie viel Gewicht sie verlieren würden, wollten sie sehen, ob sich der Stoffwechsel verbessern würde. Also sagten sie, okay, wir möchten, dass Sie Ihr Gewicht bei diesen Diäten 20 Wochen lang halten. Und diese drei Gruppen aßen alle 2000 Kalorien, um zu beginnen. Sie hatten eine kohlenhydratreiche, fettarme Gruppe. Sie hatten eine moderate Kohlenhydrat-, moderate Fett-, moderate Proteingruppe, eine Art Standarddiät. Und dann hatten sie eine ketogene kohlenhydratarme Diät, die sie alle wieder mit 2000 Kalorien startete. Und hier ist das Interessante an dieser Studie, okay, sie war nicht nur sehr kontrolliert, sondern anstatt nur zu sehen, wie viel Gewicht sie verlieren würden, wollten sie sehen, ob sich der Stoffwechsel verbessern würde. Also sagten sie, okay, wir möchten, dass Sie Ihr Gewicht bei diesen Diäten 20 Wochen lang halten. Okay, es war nicht nur sehr kontrolliert, sondern anstatt nur zu sehen, wie viel Gewicht sie verlieren würden, wollten sie sehen, ob sich der Stoffwechsel verbessern würde. Also sagten sie, okay, wir möchten, dass Sie Ihr Gewicht bei diesen Diäten 20 Wochen lang halten. Okay, es war nicht nur sehr kontrolliert, sondern anstatt nur zu sehen, wie viel Gewicht sie verlieren würden, wollten sie sehen, ob sich der Stoffwechsel verbessern würde. Also sagten sie, okay, wir möchten, dass Sie Ihr Gewicht bei diesen Diäten 20 Wochen lang halten.

Wir füttern Sie also genau mit dem, was gefüttert werden muss, um Ihr Gewicht zu halten. Im Grunde versuchen sie zu sehen, ob der Stoffwechsel schneller wurde, einer dieser wilden. Am Ende von 20 Wochen mussten sie die Menschen der ketogenen Diätgruppe 209 mehr Kalorien füttern als zu Beginn und weit mehr als die anderen Gruppen, was zeigt, dass die ketogene Diät den Stoffwechsel so weit ankurbelte, dass selbst diese Probanden ihr Gewicht halten konnten Sie mussten mehr als 200 Kalorien mehr essen als zuvor. Also wurden sie auf eine Ketodiät umgestellt und plötzlich verbrannten ihre Körper mehr Treibstoff, ziemlich geschnitten und trocken, oder? Das wirft also die Frage auf, okay, als ob ich die Ketodiät machen möchte. Was kann ich essen? Okay. Nun, die Sache ist, es gibt viele verschiedene Dinge, die man essen könnte.

Wichtig ist jedoch, dass Sie die Grundlagen kennen. Fleisch, Sie können Fleisch essen, Sie können Ihr Gras gefüttertes Gras essen, fertiges Rindfleisch, okay, Sie können Ihr Schweinefleisch von guter Qualität essen, Sie können Ihre Schweinekoteletts von guter Qualität essen, Sie können Ihren Speck von guter Qualität essen, Sie können Fleisch von Gewinn essen Sie können Wildbret essen, Sie können Geflügel essen, also Hühnchen, Truthahn, all das Zeug ist gut zu gehen. Sie können eine Taube essen, wenn Sie möchten. Dann ziehen wir in einige der anderen um. Wir haben Eier, Sie können Eier essen und machen sich keine Sorgen um das Cholesterin, denn ehrlich gesagt braucht Ihr Körper das

Cholesterin, besonders bei der ketogenen Ernährung, Käse, raten Sie mal, fast alle Käse sind Freiwild. Jetzt bin ich kritisch gegenüber einigen Käsesorten, denn wenn Sie das ketogene Kaninchenloch hinuntersteigen, sollten Sie wahrscheinlich darauf achten, saubereren Käse zu essen. Aber in jeder Hinsicht ist Käse gut zu gehen. Vielleicht kein Schmelzkäse, aber genießen Sie es. Okay, Kokosnuss, Tonnen und Tonnen Kokosnuss. Eine der besten Quellen für mittelkettige Triglyceride und gute gesunde Fette, die Sie möglicherweise bekommen könnten. Daher empfehle ich dringend, viel Kokosnuss zu essen. Okay, Nüsse, ehrlich gesagt, einige haben höhere Kohlenhydrate und andere, aber für die meisten davon können Sie alle Nüsse essen. Okay, Sie können Walnüsse essen, Sie können Pekannüsse, Mandeln essen,

Cashewnüsse sind meine persönlichen Favoriten, Macadamianüsse, all diese sind gut zu gehen. Wenn es um Samen geht, können Sie auch Ihre Samen genießen. Das heißt, Sie können Chiasamen haben. Sie können Ihre Leinsamen haben, Sie können Welpen haben, Sie können Sonnenblumenkerne haben, so etwas und Sie können loslegen. Okay, Gemüse. Nur weil du keine Kohlenhydrate konsumierst, geht das nicht. Das bedeutet nicht, dass Sie kein Gemüse essen können, okay, es gibt einige, die Sie nicht haben sollten, und Sie sollten kein Gemüse mit hohem Zuckergehalt haben, wie vielleicht Paprika oder so, aber all das Blattgemüse ist gut für die meisten sogar das stärkehaltige Gemüse wie viele Kürbisse und solche Dinge. Sie können Spaghetti-Kürbis-Zucchini haben, oder Sie können viele dieser Gemüse haben und das Coole ist, Sie können Nudeln mit Zucchini machen, so dass Sie Nudeln haben und Sie können Lasagne aus Zucchini machen, als könnten Sie tatsächlich die Zucchini in Scheiben schneiden, es gibt so viele Dinge in so vielen Rezepten und wieder, dann denken Öle in Menschen, dass Öl nur Rapsöl ist. Sie haben so viele verschiedene Möglichkeiten, Kokosöl, Palmöl, Avocadoöl, Macadamianussöl, Walnussöl, so viele verschiedene Möglichkeiten. Vertrauen Sie mir, Sie werden niemals Opfer von Gefallen, zu wenig Essen, als gäbe es viel zu essen. Jetzt werde ich mit dem Fleisch sagen. Das einzige, worauf Sie achten möchten, ist, dass Ihr System mit einer Ketodiät sauber läuft. Sie möchten also sicherstellen, dass Sie mit Gras gefüttertes Gras bekommen. Spinnen Sie ein paar zusätzliche Dollar und holen Sie sich die guten Sachen.

Lassen Sie uns nun darüber sprechen, ob es schwierig ist oder nicht. Okay, weil Sie sich vielleicht fragen, okay, das klingt großartig. Und es hört sich so an, als gäbe es viele Essensmöglichkeiten, aber ist es schwer? Werde ich auf viele Hindernisse stoßen und gerne über ein paar Hürden springen? Um ehrlich zu sein, mit jeder Ernährungsumstellung werden Sie ein gewisses Maß an Anpassung haben, richtig, es wird ein bisschen schwierig für Ihren Körper sein, sich zuerst nur anzupassen. Aber ich werde sagen, dass laufende Daten aus der verta Health Study, einer sehr bekannten und sehr angesehenen laufenden Studie, ergeben haben, dass nicht nur die ketogene Diät den Typ-2-Diabetes umkehrt, sondern auch eine

Erfolgs- und Retentionsrate von 74% aufweist Nach zwei Jahren ist das höher als alles andere in der Welt der Diäten. Also diese Retentionsrate, diese Erfolgsrate, Menschen sind nach zwei Jahren dieses Lebensstils immer noch glücklich, weil sie sich nicht beraubt fühlen. Es ist so erstaunlich. Dies könnte eine lustige Zeit für mich sein, um es tatsächlich zu erwähnen, nur für den Fall, dass Sie nicht wussten, dass ich vorher 280 Pfund war. Okay, ich habe 100 Pfund abgenommen, die ketogene Diät angewendet und intermittierendes Fasten angewendet, wenn Sie meine Geschichte nicht kennen, weil ich nicht überall darüber spreche. Ich stelle es nicht die ganze Zeit zur Schau, oder? Ich winke es nicht vor Leuten, weil ich heute nicht so bin. Verwenden Sie die ketogene Diät und verwenden Sie intermittierendes Fasten, wenn Sie meine Geschichte nicht kennen, weil ich nicht überall darüber spreche. Ich stelle es nicht die ganze Zeit zur Schau, oder? Ich winke nicht vor Leuten, weil ich heute nicht so bin. Verwenden Sie die ketogene Diät und verwenden Sie intermittierendes Fasten, wenn Sie meine Geschichte nicht kennen, weil ich nicht überall darüber spreche. Ich stelle es nicht die ganze Zeit zur Schau, oder? Ich winke nicht vor Leuten, weil ich heute nicht so bin.

Aber die Wahrheit ist, ich habe viel Gewicht verloren. Und ich bin der ketogenen Ernährung verpflichtet. Und es hat einen großen Unterschied in meinem Leben gemacht. Und ich teile diese Informationen gerne. Und einige Leute könnten dieses Buch lesen und denken, dies sei so einseitig für die ketogene Ernährung. Vielleicht ist es das, aber ich schaue auch auf die Forschung, aber ich schaue auch auf meine persönliche Erfahrung. Es ist also ein guter Zeitpunkt, dies zu erwähnen.

Okay, werfen wir einen kurzen Blick auf die Keto-Anpassung. Wir fragen uns vielleicht, was Keto-Anpassung ist. Dies ist eine Zeitspanne, die Ihre Zellen benötigen, um sich an die Verwendung von Fett als Kraftstoff zu gewöhnen. Es variiert also, es kann nur 10 Tage bis zu drei Monate dauern, bis man sich wirklich anpasst. Studien haben jedoch gezeigt, dass die Keto-Anpassungsphase tatsächlich jahrelang andauert, was bedeutet, dass Sie Ketone immer effizienter einsetzen können. Es ist also so, als würde es immer besser werden. Ich mache seit fast neun Jahren Keto. Und es ist einfach, dass ich immer noch mehr Effizienz entdecke und schärfer und sauberer und schlanker werde. Jede Runde Es ist wirklich erstaunlich. Eine Sache, die Sie wissen müssen, ist, dass die Mitochondrien, in denen Energie im Körper hergestellt wird, die sogenannte Biogenese durchlaufen. mitochondriale Biogenese. Die Mitochondrien sterben also ab und es entstehen neue Mitochondrien. Daher braucht jede Generation von Mitochondrien Zeit, um sich langsam anzupassen. Es wurde also gezeigt, dass Sie wissen, dass es ungefähr 10,12 Wochen dauert, bis die Mitochondrien beginnen, diese Affinität für Fette zu entwickeln. Was ich hier sage, ist, dass Sie sich mindestens 10 bis 12 Wochen Zeit lassen, bevor Sie sich beim Keto wirklich, wirklich gut fühlen. In den ersten Wochen fühlen Sie sich vielleicht ein bisschen träge. Es ist eine Art Keto-Grippe-Zeug, bei dem Ihr Körper nur Ihre Mineralien anpasst. Bleib einfach dran, welche Art führt mich zum nächsten Teil, wie fängst du an? Daher braucht jede Generation von Mitochondrien Zeit, um sich langsam anzupassen. Es wurde also gezeigt, dass Sie wissen, dass es ungefähr 10,12 Wochen dauert, bis die Mitochondrien beginnen, diese Affinität für Fette zu entwickeln. Was ich hier sage, ist, dass Sie sich mindestens 10 bis 12 Wochen Zeit lassen, bevor Sie sich beim Keto wirklich, wirklich gut fühlen. In den ersten Wochen fühlen Sie sich vielleicht ein bisschen träge. Es ist eine Art Keto-Grippe-Zeug, bei dem Ihr Körper nur Ihre Mineralien anpasst. Bleib einfach dran, welche Art führt mich zum nächsten Teil, wie fängst du an? Daher braucht jede Generation von Mitochondrien Zeit, um sich langsam anzupassen. Es hat sich also gezeigt, dass es ungefähr 10,12 Wochen dauert, bis die Mitochondrien beginnen, diese Affinität zu Fetten zu entwickeln. Was ich hier sage, ist, dass Sie sich mindestens 10 bis 12 Wochen Zeit lassen, bevor Sie sich beim Keto wirklich, wirklich gut fühlen. In den ersten Wochen fühlen Sie sich vielleicht ein bisschen träge. Es ist eine Art Keto-Grippe-Zeug, bei dem Ihr Körper nur Ihre Mineralien anpasst. Bleib einfach dran, welche Art führt mich zum nächsten Teil, wie fängst du an? Ich sage hier, gib dir mindestens 10 bis 12 Wochen Zeit, bevor du dich auf Keto wirklich, wirklich gut fühlst. In den ersten Wochen fühlst du dich vielleicht ein bisschen träge. Es ist eine Art Keto-Grippe-Zeug, bei dem Ihr Körper nur Ihre Mineralien anpasst. Bleib einfach dran, welche Art führt mich zum nächsten Teil, wie fängst du an? Ich sage hier, gib dir mindestens

10 bis 12 Wochen, bevor du dich auf Keto wirklich, wirklich gut fühlst. In den ersten Wochen fühlst du dich vielleicht ein bisschen träge. Es ist eine Art Keto-Grippe-Zeug, bei dem Ihr Körper nur Ihre Mineralien anpasst. Bleib einfach dran, welche Art führt mich zum nächsten Teil, wie fängst du an?

Und jetzt lesen Sie es und möchten mit der Ketodiät beginnen. Was mache ich? Das erste, worauf Sie verweisen müssen, sind nur die einfachen Makros, denen Sie folgen müssen. Okay, das sind 75% Fett, 20% Proteinkalorien und 5% Kohlenhydrate, geben oder nehmen. Das ist nur eine grobe Idee, oder?

Okay, es ist sehr, sehr wichtig, nur dass Sie lernen, wie man es richtig macht. Sie haben also den größten Erfolg, nichts, was Sie tun möchten, und Sie möchten Ihre Ketone verfolgen, zumindest wenn Sie anfangen. Sie können die Urinstreifen verwenden, aber das Problem mit den Urinstreifen ist, dass sie überschüssige Ketone messen und nicht messen, was Ihr Körper tatsächlich nutzt. Ich empfehle daher die Verwendung von Blutuntersuchungen. Ich weiß, dass Sie Ihren Finger stechen müssen, dass Sie es nicht tun müssen, sondern nur für eine Weile, bis Sie erkennen, welche Art von Dingen Sie mit dem Essen durchkommen können, weil manche Menschen es können essen Sie mehr Kohlenhydrate und andere einige Leute dies und das. Sie wollen nur Ihren Sweet Spot finden. Okay, die Makros, die ich erstellt habe, sind eine Art Sweet Spot, und es ist für viele andere Leute, aber Sie müssen Ihren eigenen Sweet Spot finden. Also außerhalb des Gewichtsverlusts, Gibt es andere Vorteile wie die Dinge, die wir mit der ketogenen

Ernährung erwarten können? Nun, der erste ist, dass du gegen Heißhunger kämpfen wirst. Egal, ob Sie mit Ihrem Gewicht zu kämpfen haben oder nicht, wenn Sie jemand sind, der sich mit Heißhunger befasst, dann möchten Sie wahrscheinlich die Ketodiät ausprobieren, nur damit Sie sich nicht mehr mit ihnen befassen müssen. Energie Nummer zwei. Okay, ich habe also schon abgenommen. Persönlich mache ich weiterhin Keto, weil ich die kognitive Energie mag. Ich mag die Energie, die ich hier oben bekomme. Aber ich mag die körperliche Energie, ich habe das Gefühl, dass ich jeden Tag einen Marathon laufen kann. Nicht, dass ich würde, als hätte ich die Energie, um 4:35 Uhr zu trainieren. Ich hatte das vorher nicht, besonders wenn ich übergewichtig war. Okay, dann drei, die Umkehrung von Diabetes. Nun bin ich vorsichtig zu sagen, dass es Diabetes umkehren kann. Das ist eine ziemlich ausgefallene Behauptung, Ich würde sagen, wissen Sie, nur damit ich es sagen kann, aber die Studien sagen, dass sie Hinweise auf eine Umkehrung des Diabetes gesehen haben, alles wegen der Kontrolle des Insulins. Das ist also eine mächtige Sache. Tatsächlich gibt es eine Studie, die an den Grenzen der Endokrinologie veröffentlicht wurde und die zeigte, dass Diabetiker, die sich ketogen ernährten, tatsächlich eine 81% ige Reduzierung der Gesamtmenge an Insulin hatten, die sie einnehmen mussten Insulinmedikamente. Solche starken Effekte zeigen sich auch in der guten wissenschaftlichen Literatur. Und dann gibt es auch Beweise, die zeigen, dass es gut für Herzkrankheiten ist, diejenigen, die gedacht hätten, dass das Essen von Käse, Speck und Eiern gut für Herzkrankheiten wäre, oder? Nun, alles hat mit Entzündungen zu tun. Wenn wir nicht Wenn Sie nicht die Entzündung von Zucker und Kohlenhydraten haben, funktionieren unsere Arterien besser und unsere Zellen funktionieren besser. Wir verbessern aber auch unser Flüssigkeitsprofil. Denken Sie daran, wir reduzieren unsere Triglyceride. Und selbst wenn der Cholesterinspiegel steigt, reduzieren wir die Arten von Cholesterin, nicht nur LDL, sondern auch das spezifische LDL, das nicht in einem allgemeinen Flüssigkeitsprofil gemessen wird, was tatsächlich schlecht für unser Herz ist.

Ich meine, sprechen Sie über eine Verbesserung in Ihrem Leben, vielleicht können Sie das Brot nicht essen, aber wenn

Sie sich tatsächlich an Dinge erinnern und sich daran erinnern können, was Sie gegessen haben, dann denke ich, dass das ein großer Gewinn ist, oder?

Es gibt viele Keto-Informationen da draußen. Also wollte ich etwas Einfaches für den Keto-Speiseplan eines Anfängers machen, etwas, das die Prinzipien, die ich anwende, wenn es um den ketogenen Lebensstil geht, aufgreift und sie in einen wirklich einfachen Speiseplan einfügt, dem Sie folgen können. Dies wird Ihnen nicht viel Abwechslung bieten und Ihnen nicht viele verschiedene Optionen für jede einzelne Mahlzeit bieten. Aber wenn Sie mit Keto anfangen möchten und wirklich nicht wissen, wohin Sie gehen sollen, dann ist dies ein großartiger Ort, um anzufangen. Also werde ich einige der Gründe aufschlüsseln. Aber ich werde auch die Wissenschaft aufschlüsseln und ich werde wirklich aufschlüsseln, was Sie tun sollten und ein bisschen mehr von Ihrem Timing, zusätzlich dazu, dass ich Ihnen nur sage, was Sie essen sollen, also ist es ' Es wird ziemlich ausführlich sein, aber Sie werden das haben, was Sie brauchen, und Sie haben nicht die Grundlagen, um heute loszulegen. Eine Sache, die bei diesem Buch zu beachten ist: Dieses Buch dient nur zu Informationszwecken, wenn ich etwas sage, das über etwas spezifischere Beträge spricht. Es ist wichtig, dass Sie wissen, dass dies umfassend ist und nur für allgemeine Zwecke. So können Sie dies anpassen, aber Sie müssen, dass dies kein vorgesehener Diätplan für irgendjemanden ist. Es soll Ihnen eine Basis und eine Grundlage geben, damit Sie verstehen, wie ein Speiseplan für Anfänger auf Keto aussehen würde. Also gut, lass uns weitermachen und gleich eintauchen. Also gibt es ein paar Dinge, die ich als Grundlage festlegen möchte. Erstens, wenn du gerade erst mit dem Keto anfängst, sind dies wichtige Dinge, die du weißt. Okay, zuallererst, Don ' Mach dir keine Sorgen um die Messung deiner Ketone. Machen Sie sich keine Sorgen, wenn Sie zum ersten Mal anfangen. Ehrlich gesagt, wenn Sie immer weiter den Keto-Zug hinunterfahren, können Sie sich darüber Sorgen machen. Aber jetzt möchte ich, dass du dich nur auf das Essen konzentrierst, okay, es wird im Moment nicht allzu wichtig sein. Zweitens, Keto-Grippe, wenn Sie gerade erst mit Keto beginnen, kann die Keto-Grippe auftreten. Das alles ist ein Elektrolytungleichgewicht. Zum größten Teil werden die Leute einige Kaninchenlöcher hinuntergehen und es ausführlicher erklären. Aber Tatsache ist, es ist einfach, es ist wirklich so, dass Ihre Elektrolyte aus dem Gleichgewicht geraten, denn während sich Ihr Körper an niedrigere Kohlenhydrate anpasst, neigen Ihre Nieren dazu, zusätzliches Wasser auszustoßen. So werden Sie Natriummangel, Sie werden ein bisschen Magnesiummangel und Sie fühlen sich wackelig und Sie fühlen sich müde. Einfache Möglichkeit, dem entgegenzuwirken, mehr Salz hinzuzufügen, darüber werden wir im Laufe der Zeit sprechen. Übertreiben Sie die Fette nicht, viele Leute werden Ihnen sagen, wenn Sie zum ersten Mal eine Ketodiät beginnen, um einfach nur wild auf die Fette zu gehen. Ehrlich gesagt, das ist ein schneller Weg, um Gewicht zu gewinnen. Machen wir uns also keine Sorgen. Ich möchte, dass du dem folgst, was ich hier dargelegt habe. Es gibt dir die perfekten Verhältnisse. Es gibt dir meine ganze Formel. Okay, dann mach dir keine Sorgen um zu viel Protein, okay? Nur unter bestimmten Umständen müssen Sie sich Sorgen machen, dass Sie zu viel Protein haben. Okay, wir werden uns nicht um Anfänger kümmern, wir werden uns keine Sorgen um die Situationen machen. Es ist in Ordnung, das Protein zu haben, und ich lege es genau hier für Sie aus. Jetzt werden Sie einige gängige Themen sehen, das werden Sie dort sehen. ' s keine Molkerei hier. Warum? Weil ich möchte, dass Sie in einem meiner Meinung nach entzündungshemmenden Zustand in Keto geraten. Ich möchte, dass Sie auf saubere Weise ins Keto kommen. Wir machen hier kein schmutziges Keto. Dies ist, wie ich sagen würde, ein gutes Protokoll, um in so kurzer Zeit wie möglich optimale Ergebnisse aus der ketogenen Ernährung zu erzielen. Also lasst uns gleich ins Frühstück springen. Frühstück, ich werde Ihre fettreichste Mahlzeit des Tages haben, ich werde es Ihre fettreichste Mahlzeit des Tages sein, denn ob Sie es glauben oder nicht, Ihr Körper neigt dazu, morgens weniger Fett zu speichern. Und das, weil Ihre Fettzellen morgens etwas insulinresistenter sind und Ihre Muskelzellen insulinsensitiv sind. Am Morgen haben Sie also weniger Potenzial für Fett, das Sie verbrauchen, um es als Fett zu speichern. Also lasst uns schön und fettreich frühstücken. Es' Ein großartiger Weg, um unsere Keto-Reise zu beginnen. Also möchte ich, dass du ein ganzes Ei plus zwei Eigelb machst. Okay, der Grund, warum wir dort zwei Eigelb machen, sind zwei bis drei

Eigelb, je nach Größe können Sie zwei bis drei gehen. Okay, wir wollen mehr Fett vom Eigelb. Wir wollen nicht unbedingt das zusätzliche Protein und das entzündliche Element aus dem Weiß. Okay, also nimm ein Ei und füge zwei bis drei zusätzliche Eigelb hinzu. Sie können den Hunden die Weißen das Album geben und ist eigentlich ziemlich gut für sie. Okay, dann möchte ich vier Scheiben Truthahnspeck, Sie können normalen Speck machen, wenn Sie Speck von guter Qualität in die Hände bekommen, aber ich sage dies für die breite Masse als Anfänger. Wenn Sie mit Truthahnspeck gehen, ist es im Allgemeinen ein bisschen sauberer. Okay, also mach das. Dann möchte ich, dass Sie eine Unze Pili-Nüsse oder Walnüsse hinzufügen. Pili-Nüsse sind sehr fettreich, super kohlenhydratarm und Walnüsse sind auch von sehr hoher Qualität und sie sind reich an Omega-3-Fettsäuren. Vor allem aber weist keine dieser Nüsse einen hohen Gehalt an Phytaten auf, die dort nicht ins Detail gehen. Aber im Wesentlichen können Phytate die Absorption und die Mineralisierung von Dingen durcheinander bringen. Lassen Sie uns einfach Pili-Nüsse oder Walnüsse zurücklassen, und es spielt keine Rolle, ob sie geröstet oder roh sind. In diesem Fall möchte ich, dass Sie weitermachen, wenn Sie Kaffee trinken. Dies ist optional, trinken Sie eine Tasse Kaffee, aber nehmen Sie drei Esslöffel Kokoscreme. Das ist die fettreiche Kokosmilch, die Sie aus einer Dose bekommen. Ich möchte nicht, dass Sie hier halb und halb verwenden, wenn Sie einen Ersatz dafür haben, wie zwei Esslöffel Sahne. Verwenden Sie nicht halb und halb. Es enthält mehr Milch und ist entzündlicher als die Creme selbst, da Sahne mehr nur das Fett ist, aber ich bevorzuge es, nur eine Kokosnuss aus einer Dose zu verwenden. Es ist fettreich und von viel besserer Qualität. Jetzt optional, wird 250 Milligramm Magnesium sein Okay, das wird nur helfen, Sie im Gleichgewicht zu halten. Sie wissen, dass Sie sich um diese 250 Milligramm Magnesium sorgen müssen, holen Sie sich einfach welche bei Amazon. Okay, dieses Frühstück wird vier bis acht Gramm Kohlenhydrate, 45 Gramm Fett und insgesamt zwischen vier und 500 Kalorien enthalten. Insgesamt handelt es sich hier also um eine grundlegende 2000-Kalorien-Diät, oder ich dachte, 2000 Kalorien sind ein großartiger Ort, um sich zu orientieren. Wir sitzen also ungefähr 1800 bis 2000 Kalorien mit diesem Speiseplan, geben oder nehmen grobe Schätzungen. Wieder ist es, um Ihnen den

Einstieg zu erleichtern. Es ist nicht super kritisch zu sein. Okay, Bitte hasse mich nicht. Okay, dann fahren wir mit der nächsten Periode fort, in der ich erklären möchte, nicht naschen. Was zwischen den Mahlzeiten mit Keto wirklich wichtig ist, ist nicht zu naschen. Jedes Mal, wenn wir essen, ob wir Kohlenhydrate essen, ob die Fette oder ob wir Protein, haben wir eine Insulinspitze, wenn wir essen, egal wie klein sie ist, aber diese Insulinspitze schaltet das Glucagon aus. Und dieses Glucagon aktiviert das cyclische Adenosinmonophosphat, wodurch wir Fett verbrennen können. Wenn wir kein Glucagon aktiviert haben, verbrennen wir zwischen unseren Mahlzeiten kein Fett. Denken Sie also daran, wir füllen eine Pumpe mit Ketose, wir bekommen das ganze Fett in unserem System. Unser Körper ist es also gewohnt, Fette zu verwenden. Und dann nehmen wir uns für einige Zeit Fett, Fette und Kalorien, damit der Körper keine andere Wahl hat, als zu versuchen, es aus Ihrem gespeicherten Fett zu verbrennen. Wenn du' Wenn Ihr Körper ständig isst, hat er nie die Möglichkeit, ihn aus Ihrem gespeicherten Gewebe zu ziehen. Wir müssen also sicherstellen, dass wir streng sind und keine Snacks zu uns nehmen, sondern etwas Salz in Ihr Wasser geben. Ich weiß, es klingt verrückt, aber wenn Sie anfangen, geben Sie zwischen den Mahlzeiten etwas Salz in Ihr Wasser. Als würden Sie einen halben Teelöffel hinzufügen, bis Sie einen halben Teelöffel pro halbe Gallone mögen. Also rechnen Sie dort einen viertel Teelöffel für ein Gericht. Interessant ist nicht nur, dass es Ihnen bei der Keto-Grippe hilft, sondern auch bei etwas, das als Ihre nst-Rezeptoren bezeichnet wird, und wir haben Drähte, die gekreuzt werden. Oft, wenn wir Heißhunger haben, besonders Heißhunger auf Süßigkeiten, sehnen wir uns tatsächlich nach Salz. Und wir haben nst Rezeptoren, die ihre Signale kreuzen. Also sehnen wir uns nach Süßigkeiten, aber unser Körper will wirklich Salz. Etwas Salzwasser hilft also tatsächlich. Ja, und Sie müssen es nicht wie einen Sprung machen, um es super salzig zu machen. Sie müssen nicht salzig schmecken, sondern nur etwas Salz hinzufügen.

Ich wollte auch hinzufügen, wenn das Frühstück nicht etwas ist, auf das Sie Lust haben, wenn Sie eine Person sind, die viel unterwegs ist, gibt es eine Option für Sie. Sie können alternativ Ketokaffee trinken, nur damit Sie es wissen, und Sie können ein bisschen mehr Kaffee wie 8 bis 12 Unzen, einen Esslöffel Ghee, Bio-Ghee auf ein bis zwei Esslöffel Kokosöl trinken. Okay, zwei Esslöffel derselben Kokoscreme aus der Dose.

Und dann Salz, denn wieder ein bisschen Salz, wir wollen nur kneifen und dann optional eine Kugel Kollagen. Okay, das bringt dir nur ein bisschen mehr Protein, bringt dir ein bisschen mehr Substanz, die völlig optional ist. Okay, jetzt lass uns weitermachen und ins Mittagessen gehen. Das Mittagessen ist ein interessantes Zeug. Und hier ist die Sache mit dem Mittagessen, wir haben tatsächlich die Fette reduziert. Denken Sie daran, dass wir beim Frühstück die Fette sehr hoch gehalten haben, weil wir die Pumpe vorbereiten.

Und wir haben die Flexibilität metabolisch mit Insulinresistenz, um dies zu tun. Nun, mit dem Mittagessen bringe ich die Fette runter, so dass wir unseren Körper daran gewöhnt haben, sich an Fette zu gewöhnen, und jetzt ziehen wir sie weg, um dem Körper ein wenig Fett zu entziehen, so dass der Körper keine andere Wahl hat, als Fett aus dem Gewebe ziehen.

Okay, dafür gibt es einen strategischen Grund. Ich nenne es die Protein-Sandwich-Hypothese, aber es ist komplex. Okay, wir wollen sechs bis acht Unzen mageres Fleisch. Am liebsten mageres Hühnchen, okay, mageres rotes Fleisch wäre okay. Aber im Idealfall möchte ich, dass Sie hier mageres Hühnchen haben, okay, es ist sehr wichtig, dass Sie es mager halten, was auch immer Sie wählen. Vier Esslöffel Guacamole. Im Wesentlichen machen wir hier entweder einen Taco-Salat oder eine Burrito-Schüssel. Okay, und vertrau mir, es schmeckt gut.

Sie könnten zu Chipotle gehen und diese Mahlzeit machen. Wenn Sie unterwegs sind, habe ich es deshalb so eingerichtet, weil ich dachte, wenn Sie unterwegs sind, könnten Sie diese Mahlzeit so zubereiten, dass vier Esslöffel Guacamole oder vier Esslöffel zerdrückte Avocado oder so etwa eine halbe Avocado sein. Mittelgroße Avocado, wenn Sie den Geschmack von echtem Gwoc nicht mögen.

Fügen Sie etwas Picota hinzu Oh, etwas Salsa nach Geschmack. Dann wirst du mit zwei Esslöffeln gehen. Das ist hier wild, oder? Zwei Esslöffel fettfreier griechischer Joghurt anstelle von Sauerrahm. Okay, saure Sahne ist ein bisschen weniger gesund als griechischer Joghurt, der ein bisschen mehr belastet wird. Und Sie mögen denken, ich bin verrückt danach, aber griechischer Joghurt schmeckt wie saure Sahne, wenn er in einem Taco-Salat oder einer Burrito-Schüssel ist. Vertrauen Sie mir, Sie werden den Unterschied nicht kennen.

Wenn Sie zu Chipotle gehen. Ich bin damit einverstanden, dass du die saure Sahne hast. Es ist eine kleine Menge Milch. Ich bin damit einverstanden. In diesem Fall ist griechischer Joghurt natürlich auch Milchprodukte, aber es ist ein bisschen besser, weil Sie ein bisschen mehr vom Kultureffekt haben.

Dann bekommst du das sautierte Fajita-Gemüse, hör mir hier sehr genau zu. Also wirst du diese haben, es gibt wie Zwiebeln und Paprika und solche Dinge, die alle genau dort in Öl sautiert sind.

Wenn Sie dies zu Hause machen, braten Sie sie in Kokos- oder Palmöl an. Palmöl hat einige große Vorteile: Palmitoleinsäure also wirklich gutes Zeug. Also Palmöl oder Kokosöl. Was ist wirklich wichtig, wenn Sie essen gehen, ziehen Sie die Paprika heraus. Okay, die Paprika sind sehr reich an Fruktose.

Sie sind ein kohlenhydratreiches Gemüse und es wird Ihre Zahlen abwerfen. Okay, wir wollen also nicht, dass wir zusätzliche 10 Gramm Kohlenhydrate nur aus Paprika bekommen, aber wir können es trotzdem kochen, wenn wir immer noch diesen Paprika-Geschmack wollen. Ich will nur nicht den Zucker von den eigentlichen Paprikaschoten selbst. Okay, dann möchte ich, dass du ein paar Grüns hinzufügst. Ich möchte, dass Sie etwas Brokkoli hinzufügen. Ich möchte, dass du etwas in die Mischung einfügst, okay? Auch wenn es nur ein sautierter Spinat ist, versuchen Sie, ein paar Grüns hineinzuholen.

Wenn Sie nicht können, ist es nicht das Ende der Welt, ich würde es einfach vorziehen.

Diese Mahlzeit enthält also ungefähr neun bis 12 Gramm Kohlenhydrate, ungefähr 20 Gramm Fett und wieder weitere vier bis 500 Kalorien. Wir sitzen also hübsch hier, die meisten Kalorien in diesem Fall stammen aus einer Proteinzunahme, wir sind fast doppelt so viel Protein wie beim Mittagessen, dann waren wir beim Frühstück. Okay, dann trinke ich zwischen Mittag- und Abendessen gerne ein bisschen grünen Tee, weil ich immer noch etwas von dem Egcg-Vorteil von grünem Tee bekomme. Das ist das Antioxidans und die Catechine und der grüne Tee, aber ich verstehe es nicht mit dem Koffein. Und die andere Sache, die ich tun werde, ist, dass ich ein ACV-Getränk Apfelessiggetränk mache, das die Verdauung unterstützt.

Also nehme ich 12 Unzen Wasser, ein bisschen Apfelessig, zwei Esslöffel, ein paar Tropfen Stevia, um es zu versüßen, okay, und dann manchmal gebe ich entweder ein bisschen Ingwersaft oder ein bisschen Zitronensaft hinein und mache ein schönes, fast wie Limonadengetränk. Und es hilft mir wirklich, ein wenig Stevia zu verdauen und ein wenig Mönchsfrucht zu geben, um es zu versüßen, wie Sie möchten. Es hilft wirklich und es wird Sie wieder durch diese Mittagspause oder diese Zeit zwischen Mittag- und Abendessen bringen. Es ist eine sehr wichtige Zeitspanne, in der Sie nicht noch einmal naschen. Okay, das führt uns zum Abendessen. Beim Abendessen haben Sie ein bisschen mehr Spaß. Okay, vier bis sechs Unzen Filet, haben ein schönes Steak, Haben Sie ein New York haben Sie ein Filet etwas mit etwas mehr Fett, aber versuchen Sie in diesem Fall ein Ribeye zu vermeiden, weil ich nicht die super hohen Fette will. Wieder bin ich ein großer Fan davon, das Fett etwas unter Kontrolle zu halten.

Hier ist die Sache mit einem Filet der Unterschied zwischen drei verschiedenen Filets, Sie werden vielleicht einen Unterschied in drei bis vier Gramm Fett pro Filet haben. Wenn Sie drei verschiedene Rippenaugen vor sich haben, könnte man 20 Gramm Fett haben, man könnte 30 und man könnte 40 haben. Es hängt alles von der Marmorierung ab, es ist zu schwer zu bestimmen, wie viele Kalorien Sie bekommen, wenn Sie Ich fange zuerst an. Sobald Sie sich mit Keto etabliert haben, bin ich wieder damit einverstanden. Aber denken Sie daran, wir fangen an und ich möchte, dass Sie hier Erfolg haben. Also benutze diese.

Und das Schöne ist, dass Sie wirklich sicherstellen möchten, dass Sie sich darauf konzentrieren, hohe Omega-3-Fette zu erhalten, okay, hohe Omega-3-Rinder.

Was das bedeutet, ist grasgefüttertes grasfertiges Fleisch, das sehr, sehr, sehr wichtig ist. Omega-Dreier im Überschuss speichern nicht so viel Fett wie Phospholipid in Schichten, sie unterstützen unsere Membran, sodass wir diese Fette zu viel essen und ein bisschen mehr Flexibilität haben können.

Okay, Metzgerbox ist ein Fleischlieferdienst für Mahlzeiten. Im Wesentlichen haben sie grasgefüttertes grasfertiges Fleisch, das sie direkt an Ihre Haustür liefern. Und es ist billiger als das, was Sie im Supermarkt für grasgefüttertes Grasfinish bezahlen würden. Also wirklich hochwertiges Zeug mit hohem

Omega-3-Gehalt. Also ehrlich gesagt nichts zu verlieren ist billiger im Supermarkt.

Okay, das andere, was Sie tun können, ist, dass Sie Lachs haben könnten. Es ist ein guter Zeitpunkt, um diese Omega-Dreier auch aus der Lachs-Metzgerbox zu holen. Okay, dann möchte ich, dass Sie eine Tasse Blumenkohlreis oder Blumenkohlpüree haben und Sie können einen Esslöffel Butter hinzufügen oder Sie können ein paar Esslöffel Öl hinzufügen, nur im Allgemeinen Kokosöl Palmöl.

Der Grund, warum ich möchte, dass Sie Blumenkohlreis oder Blumenkohlbrei verwenden, ist, dass das Kreuzblütlergemüse einen hohen Grad an Östrogenmodulationseffekten im Körper hat. Es wird Ihnen also helfen, etwas von diesem überschüssigen Wasser fallen zu lassen, wenn

Sie zum ersten Mal mit Keto beginnen. Sie möchten dieses Wasser loswerden. Warten Sie, Sie möchten, dass Ihr Körper schön sauber läuft. Du willst nicht viel Entzündung, es wird gut funktionieren, vertrau mir, dass eine Tasse Reisblumenkohl nach viel klingt, aber es ist nicht so viel. Besonders wenn Sie einen Esslöffel Butter darauf geben, schmeckt es wirklich gut. Okay, Esslöffel Butter, Esslöffel Ghee oder ein paar Esslöffel Öl. Eine Sache, die ich empfehlen würde, wenn Sie Spargel mögen, kochen Sie Spargel, hacken Sie ihn in kleine Stücke und mischen Sie ihn in Ihren Reis oder Ihren Blumenkohlbrei.

Dann bekommen Sie den prebiotischen Fasereffekt aus dem Spargel, der Ihnen hilft, ein wenig zu verdauen, und der hilft, die Darmbakterien für Ihre neue Art des Essens aufzubauen. Jedes Mal, wenn Sie eine neue Art des Essens beginnen, wandern und verändern sich Ihre Darmbakterien und versuchen sich anzupassen. Jetzt haben präbiotische Fasern, die in Spargel und Artischocke enthalten sind, dazu beigetragen, dass Darmbakterien ihren Dünger anbauen. Sobald neue Bakterien hinzukommen, hilft dies dem Wachstum, der Befruchtung und der Entwicklung. Also wollen wir das und das ist dort wirklich sehr, sehr mächtig und wenn man es dort einmischt, schmeckt es wirklich gut. Sie können ein paar davon im Voraus machen, haben Sie es für die Woche. Dann ein paar zusätzliche Fette. Normalerweise sage ich, wie 12-15 Schwarten hinzufügen, sich einen Crunch holen.

Was ich nicht möchte, dass Sie die Ketodiät in zwei oder drei Wochen ablehnen, weil Sie den

Crunch verpasst haben, den Sie verpasst haben. Das Verlangen nach knusprigen Schwarten hilft Ihnen dort, oder wenn Sie kein Schweinefleisch machen möchten Rinden, machen Sie eine Unze Macadamia-Nüsse. Hier sehen wir uns also 35 bis 40 Gramm Fett, fünf Gramm Kohlenhydrate und wieder fast 500 Kalorien, wir haben das Fett wieder hochgebracht und wir haben immer noch einen anständig hohen Eiweißgehalt. Dann ziehen wir in einen kleinen Snack vor dem Schlafengehen, einen kleinen Baum vor dem Schlafengehen, und dies ist nur ein guter Snack mit hohem Fettgehalt. Es ist etwas, das ich geprägt habe, ich würde es fast als mein Getränk bezeichnen, weil ich seit Jahren darüber spreche.

Ich nenne es meine Schokoladenmousse, wo ich es mit etwas Mandelmilch mache, die ich in einer Sekunde erklären werde. Im Grunde genommen nehme ich 12 Unzen Mandelmilch und dann ein paar Esslöffel Kakao oder Kakao. ungesüßter Backkakao das Pulver oder gerade ein Kuhpulver rocken, mischen. Dann nehme ich wieder drei Esslöffel dieser Kokoscreme aus der Dose.

Das fettreiche Zeug, wenn Sie es in den Kühlschrank stellen und es schöpfen, sollte es fest sein. Wenn es eine Flüssigkeit bleibt, haben Sie die falsche Art. Okay, es ist das fettreiche Zeug. Dann möchte ich zwei Esslöffel Mandelbutter auf der Seite. Reden wir also nicht eine Sekunde über das Getränk, dann möchte ich, dass Sie das alles mischen und etwas Stevia hinzufügen, um es zu probieren. Ich habe das Stevia dort nicht aufgelistet, weil jeder anders ist, wie süß er es will. Stevia Mönch Frucht machen es eine heiße Schokolade, die fettreich ist. Es ist großartig, fügt ein paar hundert Kalorien hinzu und es ist perfekt.

Dann zwei Esslöffel Mandelbutter auf die Seite, Ihr fettreiches, proteinarmes Produkt direkt vor dem Schlafengehen, um Ihrer Leber den Kraftstoff zu geben, den sie benötigt, um weiterhin Ketone zu produzieren. Und voila am nächsten Tag fängst du wieder von vorne an, schnell auf Nahrungsergänzungsmittel.

Ich möchte dieses Buch nicht zu schwer mit Nahrungsergänzungsmitteln machen, nur weil es ein Kaninchenbau ist, den wir untergehen und für immer brauchen könnten. Aber im Wesentlichen von den Ergänzungen, die Sie einnehmen sollten, wenn Sie zum ersten Mal eine ketogene Diät beginnen. Fischöl, hochwertige Omega-3-Fettsäuren aus demselben Grund, aus dem wir hochwertige

Fleischstücke verwenden, wie wir sie aus dem Butcherbox-Coenzym Q 10 verwenden, unterstützen die Mitochondrienfunktion. Costco hat eine großartige Zusammenarbeit q 10. Es ist kostengünstig, holen Sie sie einfach bei Costco ab und holen Sie sie bei Amazon ab.

Mach dir keine Sorgen, kümmere dich jetzt nicht um die Art der Marke, wir können das Kaninchenloch später wieder runterholen. Vitamin D3 ist wirklich wichtig für das Immunsystem. Also würde ich sagen, ich kann Ihnen keine genauen Dosierungen sagen. Aber das sind die drei Dinge zusätzlich zu Magnesium. Da haben Sie es also, Jungs und Mädels, den grundlegenden Keto-Speiseplan für Anfänger. Ich weiß wieder, ich gebe Ihnen nicht für jede Mahlzeit Optionen, aber so fangen Sie an.

Und Sie können zumindest diese Makronährstoffe nehmen und sie bei Bedarf ein wenig abbauen. Wenn Sie dies jedoch als Basis verwenden, werden Sie in Ketose geraten und auf entzündungshemmende Weise Erfolg haben. Und ehrlich gesagt denke ich, dass Sie auch viel Spaß damit haben werden.

www.ingramcontent.com/pod-product-compliance
Lightning Source LLC
Chambersburg PA
CBHW080850160726
47999CB00009B/3064